SUR

LES PANCRÉATITES CHRONIQUES

AVEC ICTÈRE

PAR

Le Docteur Émile GUINAUD
DE LA FACULTÉ DE MÉDECINE DE PARIS
ANCIEN EXTERNE DES HOPITAUX DE PARIS

PARIS
VIGOT FRÈRES, ÉDITEURS
23, PLACE DE L'ÉCOLE-DE-MÉDECINE, 23
1911

SUR

LES PANCRÉATITES CHRONIQUES

AVEC ICTÈRE

SUR

LES PANCRÉATITES CHRONIQUES

AVEC ICTÈRE

PAR

Le Docteur Emile GUINAUD

DE LA FACULTÉ DE MÉDECINE DE PARIS
ANCIEN EXTERNE DES HOPITAUX DE PARIS

PARIS
VIGOT FRÈRES, ÉDITEURS
23, PLACE DE L'ÉCOLE-DE-MÉDECINE, 23
1911

A MA FEMME

A MA FILLE

A MES PARENTS

A MA FAMILLE

A MES AMIS

A MONSIEUR LE PROFESSEUR GILBERT

*Hommage de respectueuse reconnaissance
pour le très grand honneur qu'il nous
fait en acceptant la présidence de cette
thèse.*

LES PANCRÉATITES CHRONIQUES
AVEC ICTÈRE

INTRODUCTION

Parmi les acquisitions récentes de la médecine, l'étude
des pancréatites représente l'une des actualités qui ont
tout particulièrement retenu l'attention de nos contemporains.

Un vaste domaine encore inexploré s'offrait à leurs recherches. Les uns expérimentateurs ou anatomistes partant de cette notion classique depuis Mering et Minkowski
que l'extirpation du pancréas provoquait la glycosurie,
demandèrent à l'analyse histologique de cette glande
l'éclaircissement de la pathogénie du diabète, investigations minutieuses qui furent l'objet de nombreuses statistiques mais qui n'apportèrent malheureusement point
des notions définitives, puisque la fréquence des pancréatites scléreuses est aujourd'hui reconnue, en dehors du
diabète, dans les cirrhoses du foie, comme dans la syphilis et la tuberculose.

D'autres, sur le terrain chirurgical, furent frappés par

l'évolution brutale de certains syndromes abdominaux que l'on attribuait naguère à la péritonite aiguë, ou encore à l'abcès sous-phrénique. Ils en montrèrent la signature en décrivant la steato-nécrose, et de leurs observations attentives naquit l'histoire de la pancréatite aiguë, de l'infarctus hémorragique du pancréas.

Ce furent encore des chirurgiens qui à la suite de Riedel, Kœrte, Kehr, Mayo-Robson entreprirent la révision du groupe des ictères par rétention, dont la lithiase biliaire et le cancer du pancréas représentaient jusqu'alors les causes essentielles.

En face de ces deux facteurs habituels de l'occlusion chronique du cholédoque, fut édifiée une affection nouvelle, la pancréatite chronique avec ictère. Dotée d'une riche symptomatologie que justifiaient par ailleurs les difficultés de son diagnostic, cette dernière venue acquit rapidement droit de cité en nosologie et maintes fois on l'invoqua, lorsqu'au cours d'une opération sur les voies biliaires, le doigt du chirurgien ne put percevoir ni la présence de ganglions cancéreux, ni l'existence de calculs enclavés.

C'est à l'étude de la pancréatite chronique avec ictère que nous consacrons ce travail. Nous essayerons de montrer qu'il ne s'agit point là d'une affection autonome. Comme le fait remarquer Chabrol dans sa thèse, bien des cas étiquetés pancréatites masquent en réalité un cancer du pancréas à prédominance squirrheuse. et d'autre part il est exceptionnel que la pancréatite apparaisse « isolement » en dehors sinon du cancer, du moins d'une maladic du foie. Le plus souvent l'hyperplasie conjonctive du pancréas ne fait que témoigner d'une lithiase latente, plus rarement elle procède d'une cirrhose biliaire ou encore d'une cirrhose veineuse.

A ces trois causes principales nous rattacherons deux nouveaux facteurs étiologiques, en étudiant l'origine tuberculeuse et l'origine cicatricielle gastro-duodénale de certaines pancréatites ictériques.

La première partie de cette thèse est réservée à la description de ces différents syndromes.

Nous serons bref sur la *pancréatite cholélithiasique* la plus fréquente sans contredit, mais aussi la plus étudiée, puisqu'elle fait l'objet des thèses de Desjardins et de Daviau, des articles du Professeur Chauffard et de MM. Quénu et Duval.

Nous retiendrons surtout les formes anormales que représentent :

les pancréatites ictériques dans la cirrhose veineuse ;

les pancréatites ictériques dans la cirrhose biliaire ;

les pancréatites ictériques dans la tuberculose péritonéale ;

les pancréatites ictériques dans l'ulcus duodénal et par une série d'exemples nous en discuterons le diagnostic, éliminant suivant un ordre rationnel les causes les plus fréquentes des ictères par obstruction pour n'envisager, en dernière analyse, que les variétés d'exception, d'ordinaire méconnues.

Dans un deuxième chapitre, consacré à l'anatomie pathologique, nous mettrons en relief les caractères communs à ces différentes variétés, c'est-à-dire, hyperplasie conjonctive qui se localise à la face postérieure de la tête du pancréas, en provoquant suivant différents modes l'oblitération du canal cholédoque, puis nous indiquerons à titre différentiel quelques particularités histologiques spéciales aux pancréatites que nous avons envisagées.

Enfin, dans un troisième chapitre, nous terminerons par quelques considérations relatives à la pathogénie.

Qu'il nous soit permis de remercier ici M. le Dʳ Lereboullet pour toutes les marques de sympathique intérêt qu'il n'a cessé de nous prodiguer depuis que nous avons eu l'honneur d'être son externe dans son service de l'hôpital Broussais.

Nous ne saurions oublier M. le Dʳ Chabrol qui nous a suggéré l'idée de cette thèse, nous a donné une observation inédite et aidé de ses précieux conseils qui nous ont permis de mener à bien ce travail.

ÉTUDE CLINIQUE

Le sujet que nous avons devant nous est un *malade
jaune qui présente un ictère chronique par rétention.*

Il a été pris brusquement de vomissements alimentaires, accompagnés de vertiges et bourdonnements d'oreil-
les, d'une diarrhée abondante, puis quelques heures plus
tard sont survenues des douleurs abdominales intenses au
niveau de l'hypocondre droit au voisinage de l'ombilic.

Le lendemain les vomissements ont cessé ainsi que la
diarrhée, mais le malade est devenu très jaune. Ses téguments offrent une teinte ictérique caractéristique, une
coloration olive ; en outre le malade éprouve de vives
démangeaisons et une sensation de sécheresse de la peau.

Les muqueuses présentent également une coloration
jaunâtre, ou mieux jaune verdâtre, celle-ci très facile-
ment appréciable au niveau des conjonctives oculaires.
Sur la muqueuse buccale et particulièrement au niveau
du plancher de la bouche et de la face inférieure de la
langue, on reconnaît une teinte ictérique très marquée.

Les urines sont diminuées de volume et colorées, noire
verdâtre, d'une façon assez intense ; avec l'acide azotique
la réaction de Gmelin est positive. L'appétit est diminué

et le malade accuse une saveur amère ; les selles sont décolorées, d'un blanc mastic, graisseuses.

Les douleurs persistent les jours suivants et semblent se localiser dans l'hypocondre droit mais elles présentent des irradiations au côté gauche, sous le rebord costal, dans les régions lombaires et interscapulaires et plus spécialement vers l'épaule gauche. L'épigastre est sensible à la palpation, surtout à droite, en un point qui est à l'intersection de la dixième côte et du muscle grand droit ; au voisinage de l'ombilic cette douleur est plus diffuse et siège un peu au-dessus et à droite de la dépression ombilicale.

A la diarrhée du début succède une constipation opiniâtre, les vomissements reparaissent quotidiens et en dehors de toute alimentation, l'anorexie est presque absolue. L'ictère, toujours très accentué, se maintient ainsi pendant deux semaines.

Cet état dure pendant un mois environ et l'ictère subit, pendant cette période, des alternatives d'amélioration et de reprise. La peau se décolore, devient jaune soufre, pour redevenir ensuite jaune foncé, parfois verdâtre ; les urines augmentent de volume, se décolorent sensiblement, mais la réaction de Gmelin est toujours positive.

A ces symptômes s'en ajoute un autre, non moins important, un amaigrissement très notable. Depuis le début de la maladie qui remonte à quelques mois à peine, le malade a perdu une quinzaine de kilos. Cet amaigrissement porte sur toutes les masses musculaires.

Le foie n'est pas augmenté de volume et la vésicule biliaire n'est pas perceptible à la palpation. La rate présente des limites normales, la température reste toujours aux environs de 37°5.

COMMENT INTERPRÉTER LA NATURE DE CET ICTÈRE.
QUELLE EST LA CAUSE DE CETTE JAUNISSE ?

Ce tableau clinique peut faire penser à une *cirrhose biliaire*, en raison des poussées fébriles angiocholitiques, qui en ont marqué le début, mais le volume normal du foie et de la rate, la décoloration des matières fécales, permettent rapidement d'éliminer cette hypothèse.

Reste le diagnostic de trois affections qui présentent certains de ces symptômes : le cancer du pancréas, la lithiase biliaire, la pancréatite.

Sans doute l'amaigrissement rapide et la cachexie progressive, les troubles digestifs et les phénomènes douloureux du début mal localisés, siégeant surtout à l'ombilic et à l'épigastre avec irradiations du côté de l'épaule, la décoloration des matières fécales blanc mastic, plaident en faveur *d'un cancer du pancréas ;* mais l'ictère a une évolution irrégulière. Survenu brusquement, il subit continuellement des alternatives d'amélioration et de reprises d'intensité, d'autre part l'absence d'augmentation du volume du foie et surtout l'absence de dilatation vésiculaire nous font repousser l'idée du néoplasme du pancréas, celui-ci ayant pour caractère distinctif, « un ictère toujours progressif avec dilatation toujours marquée de la vésicule, évoluant rapidement vers la cachexie, environ en six mois, sans modification notable du côté du foie ». (Bard et Pie.)

Sommes-nous donc en présence d'une *lithiase biliaire ?* Le début brusque inattendu, survenant le soir c omme chez notre malade, ces nausées et ces vomissements alimentaires puis bilieux d'une persistance et d'une violence inquiétantes, ces douleurs irradiant en divers sens dans la région épigastrique, la région scapulaire, sont bien les symptômes que l'on a l'habitude de rencontrer au début dans la lithiase biliaire.

Cependant plusieurs symptômes présentent des caractères différents de ceux que l'on a décrits dans la cholélithiase ; c'est d'abord la diarrhée persistante du début alors que la constipation est la règle dans la colique hépatique. Dans cette dernière les vomissements sont généralement moins abondants et surtout moins fréquents, les douleurs du début moins vagues et mieux localisées à l'hypocondre droit, avec irradiations vers l'épaule droite, l'ombilic et l'épigastre.

Enfin le symptôme qui plaide le plus contre cette hypothèse est l'amaigrissement rapide, quinze à vingt kilos en deux ou trois mois, cette émaciation générale de toutes les masses musculaires est absolument anormale dans l'évolution de la lithiase biliaire. Ce n'est donc point une cholélithiase.

EST-CE UNE PANCRÉATITE ?

A la pancréatite dernière appartiennent ces caractères et ces anomalies. Ils offrent une certaine importance puisqu'ils vont nous permettre de poser le diagnostic ; aussi devons-nous particulièrement insister sur l'analyse de :

l'ictère ;

de la douleur ;

de l'amaigrissement.

La douleur. — Chez le malade attéint de pancréatite, la douleur a des caractères assez nets pour qu'on puisse en faire un important élément de diagnostic. Elle répond bien à la douleur décrite par les différents auteurs, Mayo-Robson, Terrier, Desjardins, Chauffard. Ces crises douloureuses du début au niveau de l'hypocondre droit et de l'épigastre, associées à de l'ictère sont relatées dans la plupart des observations de pancréatite chronique.

C'est la douleur épigastrique de Mayo-Robson a décrite avec des paroxysmes sous forme de crises, accompagnées de vomissements. Parfois le malade précise davantage (observ. XLVII, in-Daviau), il parle d'une douleur à la pression sur la ligne médiane, un peu au-dessus de l'ombilic. Dans les observations LXVII et LXXI Daviau, la sensibilité ressentie siégeait au-dessus et à droite de l'ombilic.

Avec Terrier la douleur est déjà plus nettement localisée, un malade qu'il avait opéré, avait ressenti de violentes douleurs en ceinture, irradiées dans l'étage abdominal supérieur avec un maximum dans le flanc droit et au voisinage de l'ombilic. Walter, Gosset, de leur côté, dans certaines observations ont localisé cette douleur dans l'hypocondre droit au voisinage de l'ombilic. Desjardins, frappé de ce fait, précise davantage le siège de cette douleur dans les pancréatites chroniques. « Il répond, dit-il, au point d'abouchement du canal de Wirsung dans le duodénum. Ce point est assez simple à déterminer, il est situé sur une ligne menée du sommet de l'aisselle, le bras pendant le long du corps, à l'ombilic à 5, 6 ou 7 centimètres au-dessus de la dépression ombilicale. »

De son côté, M. Chauffard a contrôlé les points pancréatiques de Desjardins et après une série d'expériences faites sur des cadavres, il a conclu que le point de Desjardins ne peut être considéré comme rigoureusement exact et il a proposé comme point de repère, non plus un point, mais une région, la région pancréatico-cholédocienne, zone correspondant à la tête du pancréas. Pour la délimiter il suffit de mener de l'ombilic une verticale et une horizontale. La zone pancréatico-cholédocienne est comprise entre la ligne verticale et la bissectrice de l'angle, sans dépasser en haut une hauteur de 5 centimètres sur la bissectrice, sans atteindre en bas tout à fait à l'ombilic.

Chez le malade, la douleur correspond à peu près au point pancréatique, plus nettement à la zone pancréaticocholédocienne de Chauffard et prend donc une réelle valeur qui va nous permettre de poser le diagnostic.

L'**Ictère** est aussi un symptôme qu'on retrouve constamment dans les observations des divers auteurs, et, la plupart s'accordent pour reconnaître qu'il est un des premiers symptômes accompagnant, en général, les troubles gastro-intestinaux du début et les premières crises douloureuses. D'emblée, il est très accentué et comme les observations tendent à le démontrer il s'installe par crises successives, la teinte ictérique augmentant à chaque nouvelle poussée inflammatoire.

Enfin, **l'amaigrissement** est un des symptômes les plus remarquables des pancréatites chroniques. Tous les auteurs ont été frappé par son extrême rapidité et par son importance. Une malade de Souligoux et Chabrol a perdu 15 kilos en deux mois et demi. Terrier cite l'observation d'un de ses opérés qui a perdu 8 kilos en un mois, et qui, au bout d'un an, était si maigre que les os faisaient saillie sous la peau. M. Quenu a noté un amaigrissement de 5 kilos en un mois.

Kœrte, Kehr mentionnent eux aussi une émaciation souvent considérable chez leurs malades. Mayo-Robson signale dans la plupart des observations, des amaigrissements toujours très notables, parfois tels que les malades semblent arriver au dernier degré de la cachexie.

Ainsi donc par l'analyse des symptômes cardinaux, nous arrivons à conclure à la présence d'une pancréatite chronique avec ictère (1).

UNE DERNIÈRE QUESTION SE POSE : QUELLE EST LA CAUSE DE CETTE PANCRÉATITE ?

De la plus grande majorité des observations, il ressort que la cause la plus fréquente est **la lithiase biliaire** Depuis les observations de Riedel, les travaux se sont multipliés sur les pancréatites cholélithiasiques, Mayo-

1. Pour être complet il nous faudrait parler du symptôme tumeur qui peut se rencontrer dans la lithiase, ainsi qu'en témoignent les premières observations de Riedel. Nous n'insisterons point non plus sur les symptômes sécrétoires de déficit glandulaire qui sont fournis par la physio-pathologie du pancréas, et qui se trouvent exposés dans les monographies récentes, traitant de la pathologie de cet organe.

Robson en rapporte une vingtaine d'observations, Kehr en note de nombreuses ; dans sa thèse Daviau a pu réunir 117 cas publiés, la plupart dus à la lithiase biliaire. Desjardins en rapporte aussi de nombreux et le plus grand nombre reconnaissent cette même cause.

Est-ce à dire que la pancréatite chronique avec ictère est toujours une complication de la cholélithiase. Non, certes, elle peut évoluer pour son propre compte et l'exemple auquel nous avons fait allusion au début de ce chapitre, rentre dans un autre groupe de faits.

La pancréatite peut survenir en dehors de la lithiase et du cancer, en dehors d'une affection du foie.

M. Chabrol, dans sa thèse, en a rapporté une observation assez typique. A l'opération d'un malade atteint d'ictère par rétention, on put constater que la vésicule n'était pas augmentée de volume, ses parois étaient lisses, il n'y avait pas trace d'inflammation et l'on ne sentait aucun calcul dans son intérieur. Le pancréas fut recherché et l'on trouva au niveau de sa tête une infiltration ligneuse qui semblait bien, comme on l'avait supposé de par la clinique, être une pancréatique chronique.

D'autre part, et c'est là le point particulier sur lequel nous voulons insister dans ce travail, au cours des cirrhoses veineuses comme au cours des cirrhoses biliaires, un ictère chronique par rétention peut être encore sous la dépendance de la pancréatite. Certes le fait est rare, mais il n'en est pas moins réel.

La pancréatite avec ictère dans les cirrhoses veineuses.— Chabrol, dans sa thèse, rapporte un exemple de pancréatite chronique avec ictère au cours de la cirrhose veineuse. Dans les antécédents du malade on relevait des signes d'une cirrhose alcoolique en évolution. La santé générale demeurait relativement bonne, mais le facies était rouge, injecté, l'œil brillant, les forces notablement diminuées, l'appétit faible, l'estomac troublé par des pituites matutinales et par des digestions pénibles. Depuis six mois un léger amaigrissement avait compliqué ces symptômes ; des épistaxis étaient survenues et comme l'abdomen augmentait de volume, le malade se rendit un matin à l'Hôtel-Dieu. L'hypertrophie du foie fut alors diagnostiquée ; on parla de météorisme sans ascite et l'on prescrivit le régime lacté absolu.

Brusquement, la maladie tourna court, et l'apparition d'un ictère intense précipita sa marche.

Sans cause appréciable, le malade devient jaune, il remarque un léger subictère des conjonctives ; deux jours plus tard, ses téguments ont une couleur jaune safran, le cinquième leur teinte est olivâtre et les matières fécales sont décolorées. C'est alors que le malade rentre à l'hôpital. La prostration, un léger subdélire, l'élévation de température à 40°, la présence de caillots sanguins au niveau des narines caractérisent le tableau clinique et cet ensemble de symptômes fait songer à l'ictère grave. Le foie est augmenté de volume, il déborde les fausses côtes de deux travers de doigt et paraît sensible à la palpation. La rate est percutable sur 8 centimètres de hauteur ; une légère circulation collatérale se dessine au niveau de la ligne médiane, mais l'abdomen est encore sonore sur toute son étendue et il n'existe point d'ascite ; pas de sucre dans les urines, des traces d'albumine ; la réaction de Gmelin est positive.

Huit jours après l'apparition de l'ictère, le malade meurt dans le coma. A l'autopsie, le foie, volumineux (1.800 grammes) paraît jaunâtre, granuleux, criant sous le couteau. L'examen histologique montra plus tard qu'il s'agissait d'une cirrhose périportale et multilobulaire, mais on remarque immédiatement la distension considérable des voies biliaires et après ouverture de la vésicule qui renferme 150 centimètres cubes d'une bile très visqueuse, on essaie d'introduire une sonde cannelée dans le segment inférieur du duodénum, la sonde ne peut arriver jusqu'à l'ampoule de Vater ; elle est arrêtée par un obstacle, en arrière de la tête du pancréas.

Cet organe offre une consistance ligneuse sur toute son étendue, il pèse 120 grammes et conserve ses proportions habituelles, on le sectionne le long du cholédoque et dès lors il paraît évident que les travées scléreuses retrécissent la lumière du conduit.

Dans cette observation, certains symptômes peuvent faire songer à la pancréatite. Ils appartiennent d'ailleurs, plus ou moins accusés, au tableau habituel de la maladie.

Ce sont tout d'abord les troubles dyspeptiques qui sont très marqués dans ce cas, ce sont des digestions pénibles, des pituites matutinales, de l'anorexie à peu près complète. Dans un cas cité par Chabrol, cette anorexie était surtout marquée pour les graisses et la viande, avec nausées et avec régurgitations visqueuses, sans vomissements. Ce fut

l'analyse du chimisme gastrique et l'examen des matières
fécales qui permirent de soupçonner l'insuffisance pancréatique.

Le second symptôme que l'on rencontre dans les pancréatites et que nous trouvons relaté dans cette observation, est l'amaigrissement ; quoique peu rapide dans son
évolution, il n'en est pas moins manifeste. Mais il n'en est
pas toujours ainsi et la cirrhose veineuse se complique
parfois d'une cachexie précoce et rapide. Ce type peut
simuler parfois l'état général, la dénutrition de la tuberculose ou des affections néoplasiques.

Il existe un troisième symptôme que l'on retrouve dans
certaines observations, nous voulons parler des crises
douloureuses. En voici une observation publiée par
M. Chabrol.

Depuis un an, un malade observé à Tenon, éprouvait
chaque jour les mêmes phénomènes dyspeptiques survenant d'ordinaire deux à trois heures après chaque repas :
brusquement le sujet était pris d'une douleur angois-
sante, si terrible qu'elle lui arrachait des cris. Son siège
était nettement épigastrique, mais le malade la rapportait
également dans la région interscapulaire. Il était serré
comme dans un étau et il éprouvait nettement l'impres-
sion d'une douleur en broche. Dans l'intervalle des crises,
une sensation de pesanteur persistait au niveau de l'ombilic, ne s'accompagnait jamais de vomissements ni de
pyrosis. L'appétit n'était pas modifié. Six mois aupara-
vant le malade avait remarqué que ses matières étaient
noires comme de la suie. Il consulta un médecin, qui
parla d'hémorragies intestinales et discuta l'hypothèse

d'un ulcère de l'estomac. Cependant, trois mois plus tard, l'abdomen augmentait de volume, de grosses veines se développaient à sa surface, et, lorsque le malade entra à l'hôpital le diagnostic de cirrhose veineuse hypertrophique parut indiscutable. La cirrhose évolua rapidement, et la mort fut provoquée par l'apparition d'une congestion pulmonaire.

A l'autopsie la muqueuse gastrique était absolument normale, par contre le pancréas adhérait à la profondeur par de véritables brides fibreuses ; fortement sclérosé sur toute son étendue, il offrait la consistance d'un véritable squirre. Ce sont ces brides scléreuses qui en comprimant le plexus solaire avaient provoqué les accidents douloureux.

Tels sont donc les signes, troubles dyspeptiques, amaigrissement et crises douloureuses, qui feront songer au pancréas, au cours d'une cirrhose veineuse. Ces symptômes pourront acquérir une grande valeur séméiologique, lorsqu'ils seront associés *au signe capital que constitue l'ictère par rétention.*

La pancréatite avec ictère dans les cirrhoses biliaires. — *Au cours des cirrhoses biliaires* comme au cours des cirrhoses veineuses, un ictère chronique par rétention peut être encore sous la dépendance de la pancréatite. Chabrol dans sa thèse, cite un bel exemple de pancréatite chronique au cours de la cirrhose biliaire.

L'ictère de coloration brunâtre était généralisé aux téguments et aux conjonctives. Le gonflement ovoïde de l'abdomen révélait à la simple inspection la tuméfaction notable du foie et de la rate. La palpation permettait d'ailleurs d'apprécier la consistance ligneuse et régulière des deux organes hypertrophiés ; elle ne provoquait aucune douleur. L'histoire antérieure relatait des antécédents éthyliques. A plusieurs reprises le malade avait été soigné à Lariboisière, pour des troubles digestifs, il était jaune depuis un an et son ictère avait évolué par périodes successives ; en novembre 1908, on avait découvert l'hypertrophie massive du foie et de la rate, mais à aucun moment on n'avait constaté de glycosurie. En janvier 1909 deux symptômes retenaient l'attention, l'amaigrissement considérable, la décoloration des matières fécales.

La décoloration des matières d'un aspect argileux, blanc mastic, nous parut dépendre d'une poussée d'angiocholite ; l'amaigrissement, très accusé, remontait à trois mois au dire du malade et la perte de poids atteignait 25 kilos. L'émaciation du visage et des membres rendait plus frappante encore la voussure de l'abdomen. On songea au diabète mais un examen des urines ne confirma point ce premier diagnostic.

Le malade mourut cinq jours après et à l'autopsie on trouva un pancréas de 400 grammes. Son hypertrophie était massive et sa consistance notablement accrue. Des travées fibreuses prédominaient au niveau de la tête et oblitéraient presque entièrement la lumière du canal cholédoque.

Les pancréatites scléro-cicatricielles avec ictère. — Un troisième exemple de forme anormale de pancréatite avec ictère nous est fourni par *les pancréatites scléro-cicatricielles d'origine gastro-duodénale* (Klippel et Chabrol).

Quelquefois l'oblitération des voies biliaires a pour cause un *ulcère de la deuxième portion du duodénum*, ulcère qui s'est développé au contact de l'ampoule de Vater et ici encore l'apparition de la jaunisse peut orienter le diagnostic en des voies très diverses. On songe le plus souvent à un *néoplasme pancréatique*. Le malade de Fœrster est un homme de 70 ans qui, depuis onze mois, présente des signes de rétention biliaire. L'ictère a augmenté progressivement, la vésicule est perceptible et l'amaigrissement considérable. Brusquement l'évolution de la maladie tourne court avec les signes d'une péritonite par perforation. A l'autopsie, on découvre au niveau de l'ampoule de Vater une cicatrice, entourée d'excroissances fibreuses. La lumière du duodénum est légèrement rétrécie mais la sténose porte principalement sur les voies d'excrétion du pancréas et du foie. Le canal de Wirsung, notablement distendu, atteint la dimension du petit doigt; d'ailleurs au voisinage de la cicatrice la tête du pancréas adhère fortement au duodénum et les acini sont hypertrophiés au milieu des travées scléreuses. Poursuivant plus haut l'examen on constate que la lumière du canal cystique est considérablement dilatée de même que la vésicule biliaire dont les parois renferment des foyers purulents, c'est un de ces foyers qui a déterminé la rupture de la vésicule et la péritonite cause de la mort.

L'ictère et la dilatation vésiculaire figurent également dans les observations de Ditrich et de Krauss où la vésicule traverse le port antérieur du foie de plusieurs travers de doigt.

On pourrait multiplier les exemples, certains évoquent

les caractères d'un néoplasme secondaire de l'estomac ou même d'un néoplasme vatérien.

Un homme de 46 ans se plaint de douleurs stomacales et de pyrosis. Il devient progressivement jaune tandis que le foie et la vésicule biliaire augmentent de volume. Le malade à des renvois d'odeur fétide ; on trouve du sang dans les selles et les matières vomies ; à l'autopsie on constate que le cholédoque est obstrué par la cicatrice d'un ulcère duodénal ; telle est, résumée, l'observation de Herzfilder.

C'est encore à une métastase néoplasique que l'on pouvait penser dans l'observation de Wunderlich ; on avait d'abord posé le diagnostic d'ulcère de l'estomac en raison de la longue durée des douleurs et des hématémèses remontant à six ans, mais lorsque Wunderlich vit pour la première fois le malade, celui-ci avait l'aspect d'un véritable cancéreux ; très amaigri, la peau sèche et jaunâtre, les sclérotiques jaune sale, il présentait au niveau de l'épigastre une voussure animée d'ondulations et la palpation révélait en ce point une tuméfaction dure et douloureuse. De fait le pylore et le duodénum adhéraient solidement au pancréas par un tissu scléreux où était encastré la tête de la glande. Siégeant sur la première portion duodénale, une cicatrice aux bords calleux conduisait dans une cavité en forme d'entonnoir dont le fond était occupé par le pancréas cirrhosé, et à la surface de cet organe apparaissait une artériole rompue mais oblitérée par un caillot. Wunderlich a eu l'occasion d'observer un deuxième cas analogue.

Ces faits sont d'autant plus significatifs, qu'ils résument

en *quelques lignes les complications pancréatiques de l'ul-*
cus duodénal dans leurs manifestations essentielles ; l'ic-
tère, l'hypertrophie scléreuse de la glande, l'ulcération des
vaisseaux.

D'autres fois au cours de l'ulcère duodénal les phénomènes douloureux qui précèdent l'ictère atteignent leur
maximum dans l'hypocondre droit ; guidé par cette localisation on songe à la *lithiase biliaire*, et la jaunisse con-
sécutive fait diagnostiquer un calcul enclavé du canal
cholédoque.

Le malade de Krauss est un homme de 38 ans, vigou-
reux, qui est pris brusquement d'une violente douleur à
droite, sous le rebord costal ; huit jours plus tard apparaît un ictère qui ne cesse de s'accroître. La mort sur-
vient six mois après, par péritonite, et à l'autopsie on
observe l'hypertrophie des voies biliaires et de la vésicule,
l'augmentation de calibre du cholédoque qui contraste
avec le rétrécissement de son embouchure.

Au niveau de l'ampoule de Vater existe en effet une cicatrice d'ulcère, recouverte de tissu conjonctif très dense,
et, en ce même point, on voit que le duodénum adhère
profondément à la tête du pancréas. La cicatrice intéresse
également l'embouchure du canal pancréatique, si bien
que le conduit est distendu par une sérosité très claire.
Le pancréas est atrophié.

L'histoire de la malade de Reinhold rappelle une observation de colique hépatique, secondairement compliquée d'ictère et d'angiocholite.

Le 19 juillet, la malade est prise de frissons, de cépha-
lée, de douleurs dans la région de l'estomac.

Le 20, on remarque que le foie hypertrophié est sensible à la palpation, la rate est augmentée de volume.

Les jours suivants, la température oscille entre 37° et 40°, les frissons sont très fréquents, les vomissements bilieux. Cependant, le 29, les conjonctives prennent une teinte ictérique et, le 31, on note une forte voussure au-dessous du rebord costal. L'autopsie montra qu'un véritable abcès du foie avait été la conséquence du processus cicatriciel duodéno-pancréatique, sans que l'ulcère présentât aucune connexion avec la vésicule ou les voies biliaires. Seul le cholédoque était oblitéré dans son segment inférieur.

C'est encore avec le diagnostic d'*ictère par calcul biliaire* que le malade de Souligoux était entré à l'hôpital : « Je ne trouvai rien à changer à ce diagnostic, le malade ayant accusé, comme début des accidents, une douleur vive qui n'avait été calmée que par une injection de morphine. M. Peyrot, qui fut de mon avis, se chargea de l'opération. L'incision faite, M. Peyrot se trouvant en présence de masses englobant le foie, la vésicule, le duodénum, qui lui parurent du cancer, referma le ventre. Six mois après, je fus stupéfait en voyant revenir cet homme, qui me dit : « Depuis l'opération, je me suis très bien porté, j'ai « déjauni complètement au bout d'un mois, mais, à « l'heure actuelle, je viens vous trouver parce que je « vomis mes aliments. » Je l'examinai et constatai que son estomac était très dilaté. Il y avait, à n'en pas douter, une sténose du pylore. L'opération montra que toutes les lésions qu'avaient vues M. Peyrot avaient disparu, et qu'il existait une sténose serrée siégeant à 4 centimètres environ du pylore. Je fis une gastro-entérostomie suivie de guérison. Il s'agissait donc d'un ulcère du duodénum. »

Enfin l'ictère peut se manifester à la suite d'une hémorragie abondante et la coloration jaune des téguments, qui se superpose en pareil cas à la teinte anémique des muqueuses, entraîne les hypothèses les plus curieuses, témoin l'observation que rapporte M. Mathieu.

« Chez ce malade, la teinte des téguments était si nettement cholémique, qu'en raison de l'anémie et de l'augmentation de volume de la rate ou fut amené à songer à *l'ictère hémolytique avec splénomégalie*. L'examen du sang fit d'ailleurs constater que la résistance globulaire était exagérée. »

Comme le montrent les exemples précédents, les complications cicatricielles de l'ulcère duodénal sont susceptibles d'être confondues en clinique avec un grand nombre d'affections entraînant à leur suite le même syndrome, l'ictère.

Seule une analyse minutieuse des commémoratifs permettra de localiser l'accident initial. C'est ainsi que l'interrogatoire du malade établira la répétition cyclique des accidents douloureux trois ou quatre heures après les repas, leurs foyers d'élection, en général, dans l'hypocondre droit, leurs irradiations interscapulaires. Cette enquête sera le plus souvent le point de départ d'un examen du suc gastrique, qui montrera de l'hyperchlorhydrie et, dans leur ensemble, ces données plaideront contre le néoplasme, bien que l'épreuve de Weber ait révélé dans les fèces l'existence du sang.

Ce dernier élément de diagnostic présentera au contraire une grande importance, lorsque l'hypothèse d'une cholélithiase sera discutée, erreur d'autant plus fréquente que la douleur de l'ulcus est souvent remarquable par son irrégularité et son siège anormal sous le rebord des côtes.

Une dernière variété étiologique des pancréatites cicatricielles avec ictère est représentée par la pancréatite tuberculeuse.

Les pancréatites tuberculeuses à forme ictérique ont été étudiées récemment par Villaret et Chabrol. Voici le résumé de leurs observations : Un homme âgé de 58 ans entre à l'hôpital pour un ictère cholurique. Le chiffre de sa cholurie (1/1300 de bilirubine) est celui que l'on observe dans les ictères par retention les plus prononcés, et de prime abord le tableau clinique fait songer à un néoplasme du pancréas, d'autant que l'amaigrissement considérabe a atteint 13 kilos en l'espace de dix mois. Cependant le diagnostic du cancer n'est point posé de façon certaine, car l'ictère a évolué par poussées depuis trois années et la coloration normale des matières fécales, l'hypertrophie de la rate, l'augmentation du volume du côté gauche du foie ne permettent point de rejeter entièrement l'hypothèse d'une cirrhose biliaire au début.

A l'autopsie, les organes abdominaux apparaissent enveloppés dans une coque fibreuse très épaisse : Il faut sectionner une véritable gangue phréno-péritonéale pour libérer la rate et le foie, et la périhépatite donne à ce dernier organe l'aspect classique du « foie glacé ». Cependant l'attention est encore retenue par là dilatation des voies biliaires qui est considérable, tandis que la section du parenchyme hépatique laisse échapper un liquide brunâtre. L'exploration systématique du pancréas permet d'interpréter cette rétention biliaire ; la glande pancréatique offre une consistance ligneuse ; comme la rate et le foie, elle est entourée d'une cuirasse de tissu fibreux que des adhérences étroites rattachent à la paroi abdominale postérieure ; mais le tissu conjonctif ne reste point limité à la périphérie ; il pénètre le parenchyme de l'organe, en constituant des travées qui rappellent la structure d'un fibrome, et ce sont précisément ces travées qui compriment le canal cholédoque dans son tiers inférieur, sans réaliser complètement l'obstruction du conduit.

La nature de cette pancréatite interstitielle avec ictère fut établie d'une façon indiscutable par la découverte d'un foyer caséeux, adjacent à la région cœliaque, et par l'analyse histologique des ganglions dont le mésentère était infiltré.

Cependant la péritonite fibro-adhésive n'est point nécessairement à la base de la pancréatite tuberculeuse avec ictère. *Des ganglions intra-pancréatiques peuvent aussi comprimer le canal cholédoque.* Dans l'observation de Mayo, il s'agissait d'un homme de 38 ans, malade depuis quatre mois, qui accusait des douleurs abdominales le long de l'hypocondre droit. Un mois avant la mort, ce malade avait présenté de la jaunisse avec décoloration des matières et cholurie ; et l'examen de l'abdomen avait révélé une grosse tumeur siégeant un peu au-dessus de

l'ombilic. L'autopsie montra une distension considérable
de la vésicule biliaire. La tumeur perçue dans la vie,
appartenait au pancréas, dont la tête irrégulièrement sphé-
rique comprimait le cholédoque, le reste de la glande était
peu modifié.

C'est encore avec le diagnostic d'ictère et de mélanoder-
mie que le malade de Aran était entré à l'hôpital. Sur toute
la surface du corps, la peau offrait une coloration bron-
zée qui se rapprochait de celle des mulâtres, et l'interrogatoire apprenait que cette teinte anormale remontait à
six mois. Depuis trois mois et demi, des douleurs atroces
avaient complété le tableau clinique ; exagérées par le
poids des vêtements, elles ne diminuaient d'intensité que
lorsque le malade exerçait une forte pression sur la région
épigastrique; en outre, elles s'accompagnaient de vomissements bilieux particulièrement abondants.

Par ces quelques exemples, on peut entrevoir *les nombreuses hypothèses que fait naître l'évolution de la pancréatite tuberculeuse dans sa forme ictérique. Calculs du
cholédoque, cirrhose biliaire, cancer du pancréas seront
tour à tour mis en cause* et le champ du diagnostic s'éten-
dra encore singulièrement si l'on envisage les autres variétés de pancréatites qui peuvent s'accompagner elles
aussi d'ictère par rétention.

Toutes ces formes de pancréatites que nous venons de
passer en revue méritent en effet une place à part à côté
de pancréatites au cours de la litbiase biliaire qui apparaissent si fréquentes depuis les travaux de Riedel, Kehr,
Kœrte Mayo-Robson.

ANATOMIE PATHOLOGIQUE

Au point de vue anatomo-pathologique, les lésions macroscopiques de toutes ces pancréatites chroniques consécutives aux cirrhoses veineuses et biliaires, à la péritonite tuberculeuse, et à l'ulcus du duodénum consistent essentiellemeut en une *hyperplasie scléreuse comprimant le cholédoque.* C'est là leur caractère essentiel et prédominant.

Le volume de la glande est augmenté. Il a pu atteindre le chiffre énorme de 400 grammes dans une observation de cirrhose biliaire publiée par Chabrol : « Le pancréas, dont le poids atteint le chiffre de 400 grammes au lieu de 80, chiffre normal, n'est point modifié dans sa forme ni dans ses proportions. Son hypertrophie est massive, mais sa consistance est notablement accrue. A la coupe elle rappelle un véritable fibrome et l'on peut noter des travées épaisses, blanc nacré, qui sillonnent le parenchyme. Ces travées fibreuses prédominent au niveau de la tête, et ce sont elles précisément qui oblitèrent presque entièrement la lumière du canal cholédoque. »

Ailleurs, cette hypertrophie n'est pas uniforme, elle

porte *principalement sur la tête de la glande.* C'est cette
sclérose qui entoure le cholédoque et rétrécit son calibre.
Cela se voit surtout dans la lithiase biliaire, où l'on
observe l'aspect bosselé que présente la pancréatite indurative de Riedel et de Tietze.

De même, il arrive parfois que dans les cirrhoses veineuses, le pancréas induré est formé de nodosités carti-
lagineuses, comparable à un « sac de billes ». Fridreich a
trouvé chez un alcoolique un semblable organe ; à la
coupe on notait une hyperplasie interstitielle invisible à
l'œil nu ; au milieu du tissu conjonctif, les acini émer-
geaient comme de petits noyaux isolés ; ces nodosités nous
expliquent comment les voies biliaires peuvent être com-
primées au cours de la pancréatite.

Comme on le voit, c'est par un double mécanisme, celui de la nodosité fibreuse et celui de la gangue fibreuse
ne modifiant point la forme du pancréas, que le cholédoque peut être comprimé dans les cirrhoses veineuses et
biliaires.

Tout autre est le mécanisme de l'oblitération dans la
pancréatite tuberculeuse avec ictère d'origine péritonéale.
Dans la *Revue de la tuberculose*, M. Chabrol cite une observation typique à cet égard. A l'autopsie les organes abdominaux apparaissent enveloppés dans une coque
fibreuse très épaisse : il faut sectionner une véritable gangue phréno-péritonéale pour libérer la rate et le foie, et
la périhépatite donne à ce dernier l'aspect classique du
« foie glacé ». Cependant l'attention est encore retenue
par la dilatation des voies biliaires qui est considérable,
tandis que la section du parenchyme hépatique laisse

échapper un liquide brunâtre. L'exploration systématique du pancréas permet d'interpréter cette rétention biliaire. La glande pancréatique est ligneuse; comme la rate et le foie, elle est entourée de tissu fibreux que des adhérences étroites rattachent à la paroi abdominale postérieure; mais le tissu conjonctif ne reste point limité à la périphérie, il pénètre encore le parenchyme de l'organe en constituant des travées qui rappellent la structure d'un fibrome, et ce sont précisément ces travées qui compriment le canal cholédoque dans son tiers inférieur, sans réaliser complètement l'obstruction du conduit.

Il en est de même au cours *d'un ulcus duodénal* où ce sont des brides fibreuses cicatricielles qui compriment le cholédoque.

Nous notons donc au cours de ces affections *tantôt une hypertrophie massive du pancréas, tantôt une hypertrophie de la tête de la glande.* Quelquefois une sclérose pancréatique formant une *série de nodosités,* qui ont fait qu'on a comparé le pancréas à un sac de billes. Enfin il arrive aussi que l'organe est atrophié et réduit à une véritable *gangue fibreuse entourant le cholédoque.*

Tels sont *les caractères généraux.* Voyons maintenant les particularités anatomo-pathologiques propres à ces divers cas.

La pancréatite de *la cirrhose veineuse* est essentiellement une pancréatite chronique interstitielle. L'hyperplasie conjonctive diffuse à tout l'organe, aussi prononcée en son centre qu'à la périphérie, a une origine périvasculaire, plus rarement péricanaliculaire. Les artères sont très souvent sclérosées, les veines moins fréquemment encore que Gilbert et Chabrol aient insisté sur le rôle de l'hypertension porte dans la pathogénie de ces pancréatites.

Les lésions du pancréas ont été longtemps méconnues *au cours de la cirrhose biliaire* et c'est M. Lefas qui a mentionné le premier l'augmentation assez nette du tissu conjonctif interlobulaire et l'épaississement des canaux excréteurs. M. Lereboullet a confirmé dans sa thèse cette constatation. L'hypertrophie et la sclérose constituent les caractères essentiels de la pancréatite dans la cirrhose biliaire. Le pancréas étudié par M. Guillain pesait 170 grammes, il était hypertrophié, surtout au niveau de la tête et du corps. Chabrol cite un cas où le poids de l'organe atteignait 400 grammes.

« Au point de vue histologique la sclérose est accusée au niveau de la partie droite de l'organe, de la tête et du corps. Elle est diffuse. Des îlots de cellules glandulaires sont entourés par le tissu scléreux. La prolifération du tissu conjonctif est surtout prononcée dans l'intérieur des lobules pancréatiques. Elle est moindre dans les grands espaces interlobulaires. La sclérose se montre très dense autour de certains canaux excréteurs qui eux-mêmes sont altérés dans leurs diverses tuniques. »

Autre caractère, cette hypertrophie est diffuse et ne semble pas prédominer au niveau de la tête comme dans la lithiase biliaire. On n'observe point l'aspect bosselé que présente la pancréatite indurative de Riedel et de Tietze. Le pancréas paraît massif et régulier sur toute son étendue ; c'est pourquoi l'oblitération des voies biliai-

res reste le plus souvent incomplète et somme toute excep-
tionnelle.

Comme *caractères particuliers* de la pancréatite tuberculeuse nous avons signalé l'augmentation de volume et de
poids qui varie de 110, 120 à 200 grammes. C'est ainsi
qu'Arnozan cite deux cas de péritonite tuberculeuse où la
glande présentait un développement considérable de sa
trame conjonctive.

Mais à cette variété hypertrophique, on peut opposer
une forme atrophique comparable à celle que l'expéri-
mentation a réalisée entre les mains de M. Carnot ; ici le
parenchyme glandulaire a presque entièrement disparu et
la glande prend l'aspect d'une ficelle, renflée de place en
place par un chapelet de nodosités.

Dans cette variété de pancréatite la sclérose est surtout
très accusée autour des voies d'excrétion ; le tissu conjonctif rayonne sous forme de grosses travées fibreuses.
Tantôt les lobules en sont entourés suivant le type de la
cirrhose interlobulaire, tantôt la trame interstitielle pénètre dans l'intervalle des acini, cirrhose intralobulaire,
réalisant ainsi une cirrhose intralobulaire et interlobulaire.

Dans la pancréatite *au cours de l'ulcus duodénal* le
tissu fibreux s'interpose entre la glande pancréatique
et le duodénum. Une autre particularité réside dans les
modifications que présentent les canaux excréteurs, le
processus de cicatrisation entraînant dans les voies pancréatiques des troubles profonds anatomiques et physio-
logiques. Dans l'observation de Fœrster une cicatrice

d'ulcère située au niveau de l'ampoule de Vater avait oblitéré l'orifice des deux canaux pancréatiques.

La réaction inflammatoire que nous venons de décrire, reste parfois localisée à la tête du pancréas n'apparaissant qu'à la coupe, sans diffuser à la périphérie, mais cette éventualité est rare.

Presque toujours le processus cicatriciel gagne en surface et constitue une péri-pancréatite dont l'importance clinique est considérable, puisque suivant son siège elle peut interpréter l'ictère et même la tumeur.

PATHOGENIE

La pathogénie des pancréatites est aujourd'hui bien établie par toute une série de faits expérimentaux et cliniques.

La cause primordiale, que l'on retrouve dans la majorité des cas, est l'infection microbienne. Cette infection peut suivre trois voies principales pour envahir la glande : la voie canaliculaire, la voie sanguine, la voie lymphatique.

La *voie canaliculaire* revendique une part importante. et M. Carnot a pu écrire : « La notion des infections ascendantes domine toute la pathologie du pancréas. »

Desjardins, dans sa thèse, fait ressortir toute l'importance de cette voie canaliculaire ; frappé de la fréquence de la localisation de la lésion à la tête de la glande, il l'explique en s'appuyant sur la disposition spéciale de la tête du pancréas. On sait en effet, dit-il, que le canal accessoire de Santorini s'ouvre indépendamment dans le duodénum et que dans ce canal la circulation est indifférente ou même se fait de l'intestin vers la glande. On sait d'autre part que le canal principal de Wirsung présente une circulation normale se faisant de la glande vers l'intestin. Or pour peu que des germes septiques se trouvent dans le duodénum et s'engagent dans le Santorini, ils progresseront vers l'intérieur de la glande, jusqu'au point d'abouchement du canal de Santorini avec le canal de Wirsung, puis à ce niveau, ils seront emportés dans l'intestin par la circulation du canal de Wirsung et gagneront ainsi l'ampoule de Vater ».

Ce sont ces dispositions qui favorisent l'infection de la glande, et qui expliquent la localisation fréquente à la tête de l'organe. Cette dernière est un véritable lieu d'élection pour l'infection ascendante.

D'autres fois, l'oblitération du cholédoque et du Wirsung se trouve réalisée par un calcul localisé à l'ampoule de Vater. C'est alors que par un reflux facile à concevoir lorsque les deux canaux s'ouvrent côte à côte dans l'ampoule, la bile infectée envahit le canal de Wirsung. Le fait est rare néanmoins, car il nécessite des conditions anatomiques toutes particulières.

Différents caractères plaident en faveur de l'infection canaliculaire, entre autres l'épaississement fibreux que présente la paroi du canal de Wirsung, au cours de la cirrhose biliaire. Dans les observations déjà citées, nous trouvons de ces exemples.

Toutes les causes susceptibles de modifier la défense glandulaire et d'exalter la virulence des germes favorisent l'envahissement progressif des canaux excréteurs, du pancréas. Nous n'insisterons pas sur leur énumération, longuement exposée dans la thèse de Carnot.

La théorie de l'infection ascendante a trouvé des contradicteurs et, à l'heure actuelle, tend à renaître *la conception de l'origine sanguine* des infections pancréatiques.

Les toxi-infections d'origine sanguine peuvent exercer une action simultanée sur le foie et sur le pancréas.

Cette hypothèse, que M. Klippel développa en 1897 dans la description du pancréas toxi-infectieux, concorde bien avec la richesse vasculaire de la glande pancréatique ; elle trouve sa raison d'être dans la congestion des vaisseaux capillaires, que l'on observe si intense au cours de la diphtérie ; elle se justifie par l'infiltration interstitielle qui dissocie les lobules et les acini du pancréas typhique, et lorsqu'il s'agit d'une affection chronique, on peut rechercher dans l'épaississement des tuniques artérielles, dans la distribution diffuse du tissu conjonctif, des arguments en faveur de la théorie vasculaire.

Tylder et Miller, Lefas ont décrit les lésions artérioscléreuses du pancréas qui évoluent parallèlement à la cirrhose du foie et à la néphrite chronique. Enfin, la sclérose artérielle interprète dans une certaine mesure l'hyperplasie conjonctive du foie et du pancréas que l'on observe dans l'alcoolisme chronique : « Le pancréas est souvent lésé dans la cirrhose hépatique d'origine veineuse, écrivent Klippel et Lefas, mais la lésion du pancréas n'est point la conséquence de celle du foie... L'alcoolisme, cause habituelle de la cirrhose, étend son action simultanée à l'ensemble du tube digestif, et le foie participe aux lésions d'une maladie qui, en réalité, atteint primitivement et en même temps que lui les glandes gastro-intestinales, la rate et le pancréas. »

Quelle que soit la vraisemblance de cette dernière conception, elle n'est point absolue, et les affections hépatiques peuvent retentir directement sur le pancréas, notamment par l'intermédiaire de l'hypertension porte (Gilbert et Chabrol) ; les toxi-infections sanguines n'en ont pas moins un rôle indiscutable.

D'ailleurs elles sont susceptibles d'entraîner des altérations qui se localisent à la périphérie des canaux excréteurs.

M. Carnot lui-même admet que la substance nocive arrive au pancréas par la voie sanguine et touche secondairement les canaux excréteurs : il signale la distribution péri-artérielle mais aussi péri-canaliculaire, de la sclérose qu'il obtient expérimentalement par l'injection intra-glandulaire du bacille de Koch.

Ainsi les enseignements de la clinique et de la physiologie ne laissent pas en doute l'importance de la voie artérielle, qui favorise les altérations simultanées du foie et du pancréas.

Quant à *la voie lymphatique* elle semble intervenir avec la voie sanguine dans la pancréatite tuberculeuse. Le point de départ de l'infection est alors représenté par les ganglions du voisinage touchés par le processus tuberculeux.

Le rôle de l'infection lymphatique a été admis par Klippel et Lefas, Gilbert et Weil, pour la tuberculose ; par Thiroloix et Mlle Maugeret pour la cholélithiase. Il ne saurait faire exclure les pathogénies sanguines et canaliculaires, pour lesquelles plaident suivant les cas de nombreux arguments.

De l'infection lymphatique *on peut rapprocher l'infection par contiguité*, dont la pancréatite dans l'ulcère du duodénum constitue un bel exemple.

OBSERVATIONS

Obs. 1. — Résumé d'une observation recueillie à la Clinique médicale de l'Hôtel-Dieu, dans le service de M. le professeur Gilbert :

Un homme âgé de 58 ans, entre à l'hôpital pour un ictère cholurique. Le chiffre de sa cholémie (1/1300 de bilirubine) est celui que l'on observe dans les ictères par rétention les plus prononcés, et de prime abord le tableau clinique fait songer à un néoplasme du pancréas d'autant que l'amaigrissement considérable a atteint 13 kilogrammes en l'espace de dix mois.

Cependant le diagnostic de cancer ne peut être posé d'une façon certaine, étant donné que l'ictère a évolué par poussées depuis trois années. On discute différentes hypothèses.

Celle d'une lithiase biliaire est rendue vraisemblable par la répétition des crises ; mais à aucun moment le malade n'a accusé de douleurs dans l'hypocondre droit.

On songe encore à une cirrhose biliaire en évolution.

En effet, chaque poussée d'ictère s'est accompagnée d'une crise fébrile ; de plus la rate paraît hypertrophiée ; on accroche son pôle inférieur sous le rebord des côtes et sa matité répond à 13 centimètres en hauteur ; le foie est augmenté de

volume sur toute l'étendue du lobe gauche dont le bord antérieur descend jusqu'à l'ombilic, et sa consistance est accrue,
la vésicule biliaire n'étant point perceptible.

D'autre part les matières fécales offrent une coloration sensiblement normale et l'examen chimique permet de constater
la présence de stercobiline et du chromogène de la stercobiline. Tous ces faits constituent autant d'arguments contre le
diagnostic d'une obstruction cholédocienne.

Il n'est point jusqu'à l'hypothèse d'un ictère toxique qui ne
soit envisagée, le malade attribuant sa jaunisse à un empoi-
sonnement par l'oxyde de carbone, qu'explique dans une certaine mesure son métier de mécanicien-chauffeur.

Nous sommes ainsi conduits à pratiquer différentes recherches biologiques, mais leurs conclusions ne sont point signi-
ficatives, puisque la résistance globulaire est exagérée :

$$H^1 \ 40 \quad H^2 \ 38 \quad H^3 \ 30$$

et que, par contre, le sérum ne renferme point d'hémolysines.

Ce fut l'évolution qui trancha le diagnostic. En l'espace de
trois mois, la cachexie progressa rapidement sans que l'ictère ne subit aucune modification appréciable. Cependant la
courbe thermique oscillait entre 37° et 38°, le foie diminuait
de volume dans les derniers jours de la maladie ; alors qu'au
début la percussion de l'abdomen révélait du météorisme, il
fut possible, un mois avant la mort, de reconnaître dans les
flancs une sensation de flot.

L'ascite fut considérée comme une complication ultime d'un
néoplasme pancréatique, et ce diagnostic parut d'autant plus
vraisemblable que les matières fécales avaient perdu leur coloration et présentaient l'aspect blanc mastic que l'on observe
dans les ictères par rétention.

Lorsqu'on ouvrit, à l'autopsie, la cavité péritonéale, il s'écoula un liquide franchement hémorragique, dont la quantité fut évaluée à une dizaine de litres. Immédiatement, l'attention fut retenue par l'aspect blanc nacré que présentait le péritoine. On ne voyait à sa surface ni granulations ni bourgeons cancéreux, mais son épaisseur était notablement accrue, si bien que la séreuse formait une véritable coque à la périphérie des organes abdominaux.

Pour extraire la rate, il fallut la sculpter dans une gangue phréno-péritonéale. Le foie, lui aussi, était rattaché au diaphragme par des brides fibreuses, et la périhépatite donnait à cet organe l'aspect classique du foie glacé. Remarquons cependant que l'enveloppe conjonctive de la rate et du foie ne dépassait point une épaisseur de 5 à 6 millimètres, et que les travées de sclérose ne pénétraient point dans leur parenchyme. Il n'existait pas à proprement parler de cirrhose péricapsulaire, et les deux glandes offraient comme poids respectif : 500 et 1.250 grammes.

La section du parenchyme hépatique nous révéla encore une particularité intéressante. Les canaux biliaires, doublés de volume, restaient béants à la coupe et laissaient sortir un liquide brunâtre ; de place en place, des taches jaunes et irrégulières tranchaient sur la coloration plus sombre du parenchyme environnant, en un mot on retrouvait tous les signes d'une rétention biliaire considérable qui s'était compliquée secondairement de foyers d'apoplexie.

Cette rétention biliaire ne correspondait pas à une cirrhose de l'organe, et l'examen histologique nous montra un peu plus tard que les espaces de Kiernan n'étaient point le foyer d'une prolifération conjonctive. Seuls quelques nodules in-

flammatoires siégeaient à leur niveau ; et le caractère domi-
nant des coupes microscopiques était la dégénérescence
graisseuse et la stéatose du lobule hépatique, caractère particulièrement prononcé dans la zone périportale.

La rétention biliaire était surtout appréciable au niveau des
grosses voies d'excrétion ; tandis que la vésicule triplée de
volume renfermait une bile noirâtre et filante, le canal cholédoque parut manifestement dilaté dans toute son étendue.

Pour préciser le mécanisme de son oblitération, il fallut
détacher le duodénum et le pancréas, mais à ce moment encore, l'autopsie se heurta à de nouvelles difficultés. Comme
la rate et le foie, le pancréas adhérait à la profoudeur par du
tractus scléreux ; si bien que l'on ne put l'extirper en sa to-
talité. Mais déjà la palpation de la glande avait montré sa
consistance ligneuse, et à la coupe on avait reconnu les travées conjonctives qui encerclaient le parenchyme en donnant
à l'organe la structure d'un fibrome.

C'est cette gangue fibreuse qui réalisait la compression du
canal cholédoque. Une sonde cannelée ne fut introduite que
difficilement dans son segment inférieur. Dès lors, il parut
évident que la rétention biliaire était la conséquence d'une
pancréatite chronique interstitielle.

Restait à définir la nature de cette pancréatite qui avait
eu pour manifestation l'ictère cholurique. Était-elle sympto-
matique d'un néoplasme, selon le diagnostic que l'on avait
tout d'abord proposé ?

Une analyse minutieuse des coupes que l'on pratiqua en
différentes portions du pancréas, permit de rejeter cette hypothèse pathogénique. En aucun point, on n'observa ni boyaux
cancéreux, ni désorientation cellulaire ; s'il existait une hy-

perplasie manifeste des acini-glandulaires, cette hyperplasie était diffuse sur toute l'étendue du parenchyme et les différents tubes sécréteurs étaient régulièrement ordonnés par rapport aux travées de tissu conjonctif ; leurs noyaux cellulaires arrondis n'offraient point de figures de mitoses.

La sclérose constituait l'altération essentielle ; son feutrage est extrêmement serré, puisqu'en certains points, les acini semblent perdus dans la trame conjonctive, comme autant d'îlots détachés ; une telle cirrhose qui se propage le long des vaisseaux capillaires est le type de la cirrhose intéracineuse. Des éléments embryonnaires disséminés à sa surface témoignent d'une poussée inflammatoire subaiguë, greffée sur le tissu adulte ; et peut-être faut-il voir, dans cette réaction de date récente, la cause de la rétention terminale qui avait succédé à une phase de perméabilité biliaire relative. Ce rôle de la tuberculose fut confirmé par la découverte d'un foyer caséeux, répondant à la région cardiaque, au niveau même de la petite courbure de l'estomac ; il fut établi définitivement par la constatation de ganglions plus ou moins ramollis qui infiltraient la base du mésentère, et dont la nature tuberculeuse parut d'autant moins discutable que l'examen histologique y révéla des cellules géantes. Enfin, il fut possible de retrouver l'organisation des follicules tuberculeux en plusieurs points du parenchyme splénique, notamment dans la zone sous-jacente à la coque fibreuse, tandis que l'autopsie de la cavité thoracique nous permettait de constater au sommet des deux poumons de petits nodules fibreux indurés, preuves manifestes d'une tuberculose pulmonaire de date ancienne.

Obs. 2. (Thèse Chabrol). — Bour..., 42 ans, comptable.

Cirrhose biliaire, sclérose du pancréas comprimant le cholédoque : ictère évoluant par poussées d'angiocholite. Décoloration des matières. Gros foie (25 centimètres, ligne mame-
lonnaire.) Grosse rate (15 centimètres).

Amaigrissement considérable. Absence de glycosurie. Température : 40°.

Autopsie. — Le foie, jaune verdâtre, atteint le poids énorme
de 4.250 grammes. Il est scléreux, et la coupe montre une
série de petites granulations verdâtres, qui renferment en
leur centre une goutte de pus.

La vésicule, triplée de volume, contient 180 grammes d'une
bile noirâtre, très épaisse. Le cholédoque atteint la dimension
du petit doigt. Nulle trace de péri-hépatite. Les voies biliaires sont très vascularisées.

Le pancréas, dont le poids atteint le chiffre de 400 grammes au lieu de 80, chiffre normal, n'est point modifié dans sa
forme, ni dans ses proportions Son hypertrophie est massive,
mais sa consistance est notablement accrue. A la coupe, elle
rappelle un véritable fibrome, et l'on peut noter des travées
épaisses, blanc nacré, qui sillonnent le parenchyme en tous
sens, isolant des points jaunes ou rosés. Ces travées fibreuses
prédominent au niveau de la tête et elles enfouissent dans une
véritable gangue le canal cholédoque, dont la lumière est
oblitérée.

Rate : 1.125 grammes, fibreuse et teinte rouillée.

Reins : 250 et 200 grammes, légèrement congestionnés.
Décortication facile.

Examen histologique. — Foie : cirrhose insulaire correspondant à l'espace porto-biliaire ; elle pénètre le lobule, mais

ne l'entoure pas de ses mailles. Le tissu fibrillaire renferme de nombreux éléments ronds, qui se réunissent sous forme de gros abcès au niveau des canaux biliaires. On remarque le grand nombre des pseudo-canalicules.

Le lobule est congestionné et les travées hépatiques sont désorientées. Le noyau des cellules est difficilement perceptible ; par contre, le cytoplasme semble hyperplasié et traduit une véritable surcharge pigmentaire.

Pancréas : On note principalement le degré accusé de la sclérose et de la pigmentation. La cirrhose porte sur les canaux excréteurs dont la paroi, triplée d'épaisseur, renferme de nombreux éléments inflammatoires. Les artères et les veines sont également envahies par le tissu conjonctif.

Fragmentation extrême des acini par le tissu fibrillaire. Les cellules sont presque isolées. Leur forme est ovoïde ; elles contiennent un noyau très coloré ; leur cytoplasme indique une forte dégénérescence pigmentaire. Les îlots de Langerhans sont bien conservés. A leurs éléments se trouvent mêlés de nombreux macrophages surchargés de pigments ; une nappe de fines granulations séreuses recouvre l'étendue des îlots et se prolonge dans le tissu interstitiel le long des capillaires.

Obs. 3. (Thèse Chabrol). — Stev..., 39 ans, Hôtel-Dieu, mars 1909. Nous avons recueilli en détail les antécédents du malade. Celui-ci présentait, depuis trois années, les signes d'une cirrhose alcoolique en évolution. La santé générale demeurait relativement bonne, mais le facies était rouge, injecté, l'œil brillant ; les forces notablement diminuées : l'appétit faible, l'estomac troublé par des pituites matutinales et par des digestions lentes et pénibles. Tous ces phénomènes traduisaient l'intoxication éthylique, reconnue d'ailleurs par l'entourage de Stev... Depuis six mois, un léger amaigrissement avait compliqué ces symptômes ; des épistaxis étaient survenues et, comme l'abdomen augmentait de volume, le malade se rendit un matin à la consultation de l'Hôtel-Dieu : l'hypertrophie du foie fut alors diagnostiquée ; on parla de météorisme, sans ascite, et l'on prescrivit le régime lacté absolu. Ce sont là les symptômes de la période pré-cirrhotique ; cependant, la phase ascitique ne devait point se présenter avec les caractères habituels : brusquement, la maladie tourna court et l'apparition d'un ictère intense précipita sa marche.

Sans cause appréciable, Stev..., devient jaune. Il remarque un léger subictère des conjonctives ; deux jours plus tard ses téguments ont une couleur jaune safran ; le cinquième jour, leur teinte est olivâtre et les matières fécales sont entièrement décolorées. C'est alors que le malade entre à l'hôpital.

La prostration, un léger subdélire, l'élévation de la température à 40°, la présence de caillots sanguins au niveau des narines caractérisent le tableau clinique, et cet ensemble de symptômes fait songer à l'ictère grave.

Huit jours après l'apparition de l'ictère le malade meurt dans le coma.

Autopsie. — Foie : Cirrhose veineuse hypertrophique. Scléro-gras, 1.800 grammes, voies biliaires très distendues ; la vésicule renferme 150 grammes d'une bile noirâtre. Le cholédoque atteint le volume du petit doigt. La tête du pancréas est hypertrophiée et fortement indurée. Un véritable anneau fibreux enserre le cholédoque. Un stylet pénètre difficilement

jusqu'à l'ampoule de Vater et perçoit un léger obstacle péri-
phérique.

Pancréas : 150 grammes. Très dur à la coupe, congestionné.

Examen histologique. — Foie : Cirrhose bi-veineuse, multilobulaire. Nodules inflammatoires au centre de l'espace porte.
Poussée d'angiocholite récente. Dégénérescence granulo-
graisseuse périlobulaire. Congestions des travées.

Pancréas : Très bien conservé. Fortement congestionné.
Trajet parallèle des globules rouges et des cellules fusiformes
suivant les capillaires. Sclérose péri-veineuse, péri-artérielle.
Canaux excréteurs indemnes.

Acini hyperplasiés. Ilots de Langerhans très volumineux,
très nombreux, envahis par les cellules conjonctives jeunes
suivant les capillaires.

Les autres observations ont été rapportées dans le
texte même de notre travail.

CONCLUSION

I. — La pancréatite à forme ictérique n'est point une maladie autonome. Elle n'apparaît qu'à titre exceptionnel comme une affection isolée, en dehors du cancer du pancréas, des altérations du foie et des réactions fibro-adhésives du péritoine.

A côté du cancer et de la lithiase biliaire, qui en constituent les principaux facteurs, une place doit être faite dans son étiologie, à la cirrhose biliaire et à la cirrhose veineuse, à la tuberculose du péritoine et aux adhérences cicatricielles d'origine gastro-duodénale.

II. — Dans tous les cas, la réaction fibreuse rétro-pancréatique et l'apparition d'un ictère par rétention constituent des traits essentiels du syndrome anatomo-clinique.

III. — Ces faits portent à conclure que les pancréatites des cirrhoses se manifestent à deux degrés distincts ; les unes sans expression clinique n'étant révélées que par l'analyse histologique, ce sont les plus fréquentes, les autres qui se traduisent par un ictère chronique, étant la conséquence de l'hyperplasie conjonctive particulièrement développée à la face postérieure de la tête du pancréas.

C'est ce groupe que nous avons envisagé.

Dans les deux cas, Ia pathogénie est identique, les toxi-infections d'origine sanguine ou canaliculaire présidant à l'apparition du tissu scléreux à la faveur des troubles de la circulation porte.

IV. — La pancréatite tuberculeuse à forme ictérique est d'une pathogénie plus complexe, puisqu'elle relève encore d'une infection lymphatique par voie péritonéale ou par contiguïté.

Ce dernier mécanisme appartient en propre à la pancréatite ictérique de l'ulcus duodénal.

BIBLIOGRAPHIE

Bibliographie des pancréatites dans la lithiase biliaire.

CARNOT. — Thèse de Paris, 1898. Article du Nouveau Traité de médecine, 1908.

CAPELLI. — Rapports de la pancréatite et de la lithiase biliaire. Il Policlinico (Sezione Chirurgica), f. 8, août 1909.

CHAUFFARD. — La lithiase du cholédoque. Semaine médicale, 10 janvier 1906.

CHABROL. — Les scléroses du pancréas. Gaz. des Hôpit., 20 et 27 avril 1907.

DAVIAU. — Séméiologie des pancréatites chroniques. Thèse de Paris, 1906.

DESJARDINS. — Études sur les pancréatites. Thèse de Paris, G. Stenheil, 1906. (A consulter pour la bibliographie antérieure.)

DIEULAFOY. — Presse médicale, 15 octobre 1907.

GAULTIER RENÉ. — Calculs des voies biliaires et pancréatites. Paris, 1908.

GLOESSNER. — Le diagnostie des affections du pancréas. Mediz. Klinik, n° 29, 17 juillet 1910.

GROVES ET DUNCAN. — Chronic Pancreatitis. Intercolonial medical Journal of Australasia, n° 5, 20 mai 1909.

HERTE. — Pancréatite chronique. Suite de cholécystite calculeuse. Soc. des Méd. de Styrie, 22 janvier 1910.

HŒNEL. — Étude de la pancréatite au point de vue chirurgical, 24 avril 1909. Soc. Sc. méd. et natur. de Dresde.

KEHR. — Beitrage zur Bauch-Chirurgie (Newe Folge), Berlin, 1902.

— Mitteilungen aus den Grenzgebieten der Medizin un Chirurgie, 1909, t. XX, fasc. I, pp. 45 à 149.

KOERTE. — Ueber den Zusammenhang zwischen Erkzankungen der Gallenwege und Pancreas. Entzundungen. Congrès de Chir. de Berlin, 1904.

— Beitrage zur Chirurgie der Gallenwege der Leber. Berlin, 1905.

LE SAGE. — Pancréatites chroniques et angiocholecystites calculeuses. Union médicale du Canada, n° 7, 1er juillet 1909.

LAURIA. — New-York Journal, n° 6, 7 août 1909.

MAYO (WILLIAM). — Etude de 534 opérations sur la vésicule et les voies biliaire. Boston med and surgic. Journal, 21 mai 1903.

— Pancréatites et lithiase biliaire. Soc. méd. de New York, 30 jan 1909.

MAYO ROBSON. — Rapports au Congrès de Paris, 1900

— The Lancet, 28 juillet 1900.

— The Lancet, 1er août 1903.

— The Lancet, 19 et 26 mars, 2 avril 1904.

— Edimburgh medic. Journal, décembre 1905.

— Catarrhe pancréatique et pancréatite interstitielle dans leurs rapports avec l'ictère catarrhal et la glycosurie. (Analyse semaine méd. 22 avril 1908.

NIMIER. — Lithiase pancréatique. Rev. de méd., mai 1894.

OPIE. — The causes and varieties of chronic interstitial pancreatitis. American Journ. of the med. sc., mai 1902.

— The medical News, 21 mai 1904.

OCHSNER. — La pancréatite au point de vue chirurgical et clinique. The Journ. of the med. Associat., 28 mai 1910.

QUENU ET DUVAL. — Pancréatites et lithiase biliaire. Revue de chir., septembre 1905.

QUENU. — Soc. de chir., 21 février 1906. La pancréatite chronique biliaire et son traitement. Journal des Praticiens, 25 juin 1910.

RATHERY. — Article : maladie du pancréas. Manuel de Debove, Achard et Castaigne, t. II, 1908.

RIEDEL. — Ueber entrundliche der Ruckbildung fahige Vergrosserungen des Paukecaskopfes. Berlin Klin. Wochensen, 1896, p. 31-32.

SOULIGOUX, KLIPPEL ET CHABROL. — Soc. de chirurgie, 16 sept. 1907.

STOROJEVA. — Sur les pancréatites et leurs rapports avec les affections des voies biliaires. Roussky. Vratch, n° 12, 7 août 1910.

TERRIER. — Société de Chir., 20 et 26 déc. 1905, 7 fév. 1906.

VAUTRAIN. — Obstruction calculeuse du cholédoque. Revue de chir., 1896.

VILLAR. — Rapport au Congrès de chir., Paris, 1905.

WALKO. — Arch. f. Verdang's Krankeiten. Bd. XIII, 1907, p. 497 à 522.

ZELLER. — Beitrage zur chirurgie, der Gallenwege, Berlin, Klin, Wochensch., 1er sept. 1902,

Bibliographie des Pancréatites dans les cirrhoses veineuses.

AMATO (D'). — Il pancreas nella cirrosi volgare del fogato. Riforma medica, 1903, LXX, n°s 36-37.

CARNOT ET AMET. — De la dégénérescence des îlots de Langerhans en dehors du diabète. Soc. de biol., t. LIX, 1905, p. 359.

CARNOT. — De l'hypertrophie des îlots de Langerhans dans les hépatites alcooliques. Soc. de biol., 1906, n° 3.

CHABROL. — Les pancréatites dans les altérations du foie. Thèse de Paris, 1910.

GILBERT ET CHABROL. — Histogenèse et pathogénie des pancréatites dans les cirrhoses veineuses du foie. Ach. de méd. expér., nov. 1910.

KASAHARA. — Ueber der Bindegewebe des Pancreas. Bei Ver-
chiedenenen Krankmeiten, Virchow's Archiv., 1896,
t. CXLII.

KLIPPEL ET LEFAS. — Le pancréas dans les cirrhoses veineuses du foie. Rev. de méd., janvier 1903.

LANCEREAUX. — Maladie du foie et du pancréas. Paris, 1903.

LANDO. — Ueber Veranderungen des Pankreas bli Lebercirrhose Zeitsch. fiir Heilkunde, 1906.

LUZZATO. — Sulle alterazioni del pancreas e della milza nelle
cirrosi epatica. Padora, 1907.

LEFAS. — Le pancréas dans l'urémie. Soc. de biol., 21 mai
1898.

— La sclérose sénile du pancréas. Soc. de biol., 23 juillet 1898.

— Le pancréas dans les cirrhoses. Arch. gén. de méd.,
mai 1900, septembre 1900.

MONIER. — Des hépato-pancréatites scléro-hypertrophiques.
Thèse de Paris, 1907.

OPIE. — American Journal of experim. medic., 1901, IV.

PIRONE. — Chronische Entzundung des Pankreas und cirrhose der Leber. Wiener med. Wochensch., 1903,
mars, n° 22.

POGGEN-POHL. — Arch. f. patholog. Anatom. and Physiol.,
p. 466, 3 juin 1909.

STEINHAUS. — Ueber des Pankreas bei Lebercirrhose. Deutsche Archiv. für Klin, med, 1902, LXXIV, p. 537.

Etude expérimentale

GILBERT ET CHABROL. — Scléroses expérimentales du pancréas à la suite de ligatures vasculaires du système
porte. Soc. Biol., juillet 1909.

— Hémorragies pancréatiques et stéato-nécrose expérimentale. Rôle de l'hypertension porte. Soc. de
Biol., juillet 1909.

Gilbert et Chabrol. —Histogénèse des pancréatites au cours de l'hypertension porte expérimentale. Soc. de Biol., novembre 1909. Arch. de méd. expér., novembre 1910.

Bibliographie des pancréatites dans les cirrhoses biliaires

Guillain. — Revue de Médecine, 1900.
Lefas. — Le pancréas dans les cirrhoses. Arch. gén. de méd., mai 1900.
Lereboullet. — Les cirrhoses biliaires. Thèse de Paris, 1901.

Bibliographie de la pancréatite tuberculeuse.

Abrami, Ch. Richet fils et Saint-Girons. — Les infections hématogènes. Sur l'élimination des microbes par les voies pancréatiques. Soc. de biologie, 5 novembre 1901.
Ancelet. — Étude sur les maladies du pancréas. Gaz. méd. de Lyon, 1864. — Essai analytique sur l'anatomie patholog. du pancréas. Paris, 1856.
Aran. — Arch. gén. de méd., 1846, p. 61.
Arnozan. — Article Pancréas. In Dict. encyclop. Soc. méd.
Barlow. — Brit. med. Journal, 27 novembre 1885, p. 685.
Bonnet. — Sepulchretum.
Bouillaud. — Mémoires sur l'oblitération des veines. Arch. gén. de méd., 1823, t. II.
Carnot. — Sclérose tuberculeuse du pancréas. Acad. des Sc. 20 décembre 1897. — Recherches expérimentales et cliniques sur les pancréatites. Thèse de Paris, 1897-1898. — Maladies du pancréas. Gilbert et Thoinot. Nouveau Traité de méd., 1908.
Chabrol. — Les scléroses du pancréas. Gaz. des Hôp., 20 et 27 avril 1907. — Les pancréatites dans les altérations du foie. Thèse de Paris, 1910.

Chabrol. — Revue gén. La tuberculose du pancréas. Rev. de tub., n° 5, 1er octobre 1911.

Cornil et Lépine. — Gaz. méd. de Paris, 1874.

Cruveilhier. — Anath. path. gén., t. IV, p. 849.

Gilbert et Weil. — Étude comparée de la tuberculose du foie et du pancréas. Arch. de méd. expérim., 1902.

Gilbert et Chabrol. — Scléroses expérimentales du|pancréas à la suite de ligatures vasculaires du système porte. Soc. de biol., juillet-novembre 1909. — Histogénèse et pathogénie des pancréatites dans les cirrhoses veineuses du foie. Arch. de méd. expérim., novembre 1910.

Glatigny. — Rec. pér. d'observ., par M. Vandermonde, juillet 1757, t. VII, p. 39.

Harles. — Ueber die Krankheisen des Pankreas. Nuremberg, 1812.

Klebs. — Handbuch du pathol. Anatomie. Berlin, 1870.

Klippel et Lefas. — Maladies du Pankreas. Arch. gén. de méd., juillet 1899, p. 106, t. II.

Klippel et Chabrol. — Sur la tuberculeuse expérimentale du pancréas. C. R. Soc. Biol., 5 novembre 1910. Recherches expérimentales sur la tuberculose du pancréas· Rev. de Tub., août 1911. Formes anatomiques des hépato-pancréatites tuberculeuses. Rev. de tub., août 1911.

Kudrewetski. — Sur la tuberculose du pancréas. Zeitschr. f. Heilkunde, t. XIII, 1891, p. 101.

Lancereaux. — Traité des maladies du foie et du pancréas, Paris, 1899, p. 831-835.

Lefas. — Étude anatomique de la tuberculose du pancréas. Arch. gén. de méd., septembre 1900.

Lieutaud. — Bibliotheca anatomica.

Loheac. — Tuberculose du pancréas, Thèse, Paris, 1899, n° 468.

Marseland. — Tuberc. of. liver and pancreas. Edimb. M. and C. Journal, p. 73, t. XXIV, 1825.

Mayo.

Metwier.

MONDIÈRES. — Recherches sur l'histologie pathologique du
    pancréas. Arch. gén. de méd., octobre 1896, p. 145.

MORACHE. — Bull. de la Soc. d'An. de Bordeaux, 1881, p. 199.

MORGAGNI. — Epist., 68, 12.

NASS. — Leichnœffungen zur Diagn, und pathol. Anat. Bonn.,
    1821, p. 194.

OTTO. — Ueber Thymus und Pancreas tuberculose.

    —   Mitt. a. d. Hunib. Staotshrankenauss, 1898, t. II,
        p. 29-34.

PALLIER. — Tuberculose du pancréas. Thèse. Paris, 1892, n° 317.

RATHERY. — Manuel des maladies du tube digestif, t. II, 1908.

RENDU ET WIDAL. — Bull. Soc. méd. des Hôp., 2 juin 1898,
    p. 529.

SALOMON ET HALBRON. — Lésions du pancréas dans la tubercul.
    humaine et expérimentale. Assoc. fr. pour l'avance-
    ment des sciences. Reims, 1907. Revue de méd.,
    10 juin 1910. Étude comparée des réactions des îlots
    de Langerhans et des organes lymphoïdes dans la
    tub. expérimentale. Du rôle de l'infection hémato-
    gène dans les lésions pancréatiques. Journ. de Phy-
    siol. et de Pathol. gén., janvier 1911.

SANDRASS. — Soc. de méd. de Paris, janvier 1848.

SENDLER. — Deutsche Zeitschr. f. chir., t. XLIV, p. 3-4.

VARNIER. — Rec. pér. d'observat. par Wandermonde, juillet
    1755, t. III, p. 9.

VILLARET ET CHABROL. — Les pancréatites tuberculeuses à
    forme ictérique. Paris médical, 1911.

Bibliographie de la pancréatite
dans l'ulcus duodénal.

BUCQUOY. — Étude clinique sur l'ulcère simple du duodénum.
    (Arch. gén. de méd., Paris, 1887.)

COLLIN. — Thèse de Paris, 1894.

DIEULAFOY. — Cliniq. méd. de l'Hôtel-Dieu, 1897.

Juillard. — Les complications pancréatiques de l'ulcère du duodénum. Thèse de Paris, 1910.

Klippel et Chabrol. — Les complications pancréatiques de l'ulcère du duodénum. Paris médical, 8 avril 1911.

Letulle. — Presse médicale, 1894, p. 333, 20 octobre.

Mathieu. — Contribution à l'étude de l'ulcère duodénal vrai) (Soc. méd. des hôpitaux, 2 décembre 1910.)

Moynihan. — Duodenal Ulcer, 1910.

9 782019 268824